超声危急值管理手册

组织编写 国家超声医学质量控制中心

北京市超声医学质量控制和改进中心

主　编 姜玉新　李建初　王红燕

U0231766

人民卫生出版社

·北京·

图书在版编目（CIP）数据

超声危急值管理手册 / 国家超声医学质量控制中心，北京市超声医学质量控制和改进中心组织编写. —北京：人民卫生出版社，2022.7

ISBN 978-7-117-33355-9

Ⅰ. ①超… Ⅱ. ①国… ②北… Ⅲ. ①超声波诊断—手册 Ⅳ. ①R445.1-62

中国版本图书馆 CIP 数据核字（2022）第 128065 号

| 人卫智网 | www.ipmph.com | 医学教育、学术、考试、健康，购书智慧智能综合服务平台 |
| 人卫官网 | www.pmph.com | 人卫官方资讯发布平台 |

超声危急值管理手册

Chaosheng Weijizhi Guanli Shouce

组织编写：国家超声医学质量控制中心
　　　　　北京市超声医学质量控制和改进中心
主　　编：姜玉新　李建初　王红燕
出版发行：人民卫生出版社（中继线 010-59780011）
地　　址：北京市朝阳区潘家园南里 19 号
邮　　编：100021
E - mail：pmph @ pmph.com
购书热线：010-59787592　010-59787584　010-65264830
印　　刷：北京顶佳世纪印刷有限公司
经　　销：新华书店
开　　本：787×1092　1/32　印张：2.5
字　　数：56 千字
版　　次：2022 年 7 月第 1 版
印　　次：2022 年 10 月第 1 次印刷
标准书号：ISBN 978-7-117-33355-9
定　　价：46.00 元

编委名单

主　编
  姜玉新　中国医学科学院北京协和医院
  李建初　中国医学科学院北京协和医院
  王红燕　中国医学科学院北京协和医院
编　　委（以姓氏汉语拼音为序）
  常　才　复旦大学附属肿瘤医院
  陈　悦　复旦大学附属华东医院
  邓学东　南京医科大学附属苏州医院
  关　欣　天津市胸科医院
  郭　佳　海军军医大学东方肝胆外科医院
  姜　凡　安徽医科大学第二附属医院
  姜玉新　中国医学科学院北京协和医院
  蒋天安　浙江大学医学院附属第一医院
  焦　彤　天津市第一中心医院
  李建初　中国医学科学院北京协和医院
  梁　萍　解放军总医院第五医学中心
  罗　燕　四川大学华西医院
  马春燕　中国医科大学附属第一医院
  穆玉明　新疆医科大学第一附属医院
  冉海涛　重庆医科大学附属第二医院

前　言

　　危急值是指提示患者生命处于危险或危急状态的检查数据或结果，需要采取紧急、适宜的抢救措施。超声检查作为最常用和最便捷的影像学检查方法之一，对于脏器破裂出血等临床危重情况有突出的检查能力，对协助临床医师迅速制订诊疗策略具有关键作用。及时、准确地通报超声危急值，体现了超声医师的医疗安全意识和责任感，有助于促进超声科对危急患者精准诊断水平及应急处理能力的提升，降低不良结局及医疗纠纷发生率，对挽救患者生命、保障医疗质量安全具有重要意义。

　　近年来，我国超声危急值的项目内容和诊断标准尚待统一和完善，各级医疗机构的危急值报告和运行监管制度也有待健全。2018 年，国家超声医学质量控制中心联合中华医学会超声医学分会发布了《超声医学专业质量管理控制指标专家共识》，将危急值通报例数列为重要质控指标。2022 年，国家卫生健康委员会组织制定了《超声诊断专业医疗质量控制指标》，明确了危急值的定义和通报要求，并将"提高超声危急值 10 分钟内通报完成率"作为 2022 年度超声医学专业质控工作改进目标。

　　为贯彻落实国家卫生健康委员会要求，实现超声危急值上报的科学化和精细化管理，国家超声医学质量控制中心与北京市超声医学质量控制和改进中心共同组织编写了本手册,旨在规范超声医师针对危急值相关疾病的检查和处理流程,提高超声危急值通报率,便于超声医师在规范的指导下自查、自检,提高诊疗水平。

本书从临床常见的超声急重症入手,邀请国内超声领域知名专家学者编写,内容包含超声临床工作中涉及的主要危急重症的诊断思路和标准,同时制定超声危急值报告制度及流程。简洁明了,体量适宜,便于超声医师在急诊、筛查等一线诊疗工作中阅读、参考和交流。同时可作为超声危急值质控相关考评与改进的管理框架,为加强超声医学医疗质量安全管理,提升质量管理科学化、精细化水平,构建优质高效的超声质控体系提供助力。

本书编写过程中得到了各位专家的鼎力支持,衷心地感谢各位编委在书稿撰写过程中精益求精和认真负责的态度。由于筹备编写时间有限,书中不尽如人意之处在所难免,敬请广大读者批评指正。

姜玉新　李建初　王红燕

2022 年 6 月

目　录

第一章 | 超声危急值报告制度及流程

第一节 超声危急值定义及项目

一、超声危急值的定义

危急值指当出现某种结果时，患者有可能正处于危险的临界状态，如此时临床医师能准确获知信息快速为患者进行有效干预或治疗，就有可能使患者生命得到挽救，否则会因错过宝贵治疗时机而危及患者医疗安全。超声危急值是在超声检查中发现的危急值信息，要求检查结束并出具报告后，10分钟内将检查结果通报给临床医师。

二、超声危急值项目

根据国家卫生健康委员会2022年《超声诊断专业医疗质量控制指标》，超声检查危急值是指超声检查影像提示以下超声诊断。

1. 疑似肝脏、脾脏、肾脏破裂出血。
2. 急性胆囊炎考虑胆囊化脓并急性穿孔。
3. 疑似异位妊娠破裂并腹腔内出血。
4. 晚期妊娠出现羊水过少并胎儿心率过快或过慢。
5. 子宫破裂。

6．胎盘早剥、前置胎盘并活动性出血。

7．首次发现心功能减退（左心室射血分数 <35%）。

8．心包积液合并心脏压塞。

9．心脏破裂。

10．心脏游离血栓。

11．瓣膜置换术后卡瓣。

12．主动脉夹层。

13．主动脉瘤破裂。

14．急性上下肢动脉栓塞。

三、超声危急值10分钟内通报完成率

定义：单位时间内，10分钟内完成通报的超声危急值例数占同期超声危急值总例数的比例。

计算公式：

$$超声危急值10分钟内通报完成率 = \frac{单位时间10分钟内完成通报的超声危急值例数}{同期超声危急值总例数} \times 100\%。$$

说明：超声检查结束并出具报告后，需将检查结果10分钟内通报给临床医师。

意义：反映超声危急值通报的及时性。

第二节　超声科危急值报告制度

对提示患者处于生命危急状态的超声检查结果（超声危急值），建立复核、报告、记录以及质量控制等管理机制，以保障患者生命安全。

一、超声危急值报告流程

1. 当发现超声危急值时，应重复检查并予以确认后即刻出具报告，必要时双人核对并签名确认。

2. 检查结束后 10 分钟内通过相关有效渠道，包括电话联系、影像存储与传输系统（PACS）上传，告知临床医师检查结果（图 1-2-1）。

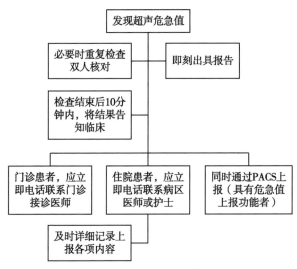

图 1-2-1　超声危急值报告流程图
PACS. 影像存储与传输系统

3. 上报临床后，及时详细记录患者姓名、病案号 / 门诊号、病区床号、检查时间、检查结果、检查医师姓名、出具报告时间（检查结束即刻书写并出具报告）、向临床科室报告时间、报告接收人员姓名等（表 1-2-1）。以上各项时间均精确到分钟。

表 1-2-1　超声危急值登记表

时间	患者姓名	病案号/门诊号	病区床号	检查时间	检查结果	检查医师姓名	出具报告时间	向临床科室报告时间	报告接收人员姓名

二、质量控制

1. 科室设立专人负责本制度各环节实施情况的督查,确保制度落实到位。

2. 超声危急值报告单必须由具备相应资质的超声专业医师签发。

3. 危急值名称必须规范、统一,加强与医务部门及临床相关科室的沟通,定期更新并确认"超声危急值"项目、内容,报告项目数不少于国家超声质控中心的相关要求。

4. 危急值报告单按规范书写,上报及记录的危急值名称必须与报告单、PACS 中的名称相一致。

5. 坚持"谁发现、谁报告、谁记录"的原则,从检查到报告各环节要做到无缝衔接、记录完整并可追溯。

6. 做好危急值病例符合率的随访工作,对每个月病例的临床诊断、处理结果进行分析总结,及时发现存在的问题,包括漏诊、误诊等,并提出具体整改措施,以体现危急值诊断质量的持续改进。

7. 每个月检查一次报告单、报告记录本以及 PACS 中的各项信息规范性、完整性、准确性,核对 PACS 中危急值病例数与报告记录本上报例数是否一致,及时反馈检查结果,并循环追踪管理。

8.超声危急值10分钟内通报完成率要求达到100%。

三、培训与考核

1.科室要认真组织全体人员学习本制度各项内容,掌握危急值病种的检查、诊断、报告流程等。

2.积极参加各级相关危急值诊断、报告、质量控制等培训班学习,及时更新相关知识。

3.定期组织考核,并将考核结果纳入对个人临床能力的评价内容。

第二章 腹部超声危急值

第一节 疑似肝脏、脾脏、肾脏破裂出血

1. 定义

肝脏、脾脏、肾脏破裂出血是指脏器受到外力或诱因后发生出血的危急病变。

肝脏破裂出血主要发生于被膜下和肝实质内，可分为肝被膜下血肿、肝实质血肿、真性肝破裂。也可发生于肝肿瘤破裂出血，如被膜下较大的原发性肝癌，在剧烈咳嗽、打喷嚏或突然改变体位时，有时可发生自发性破裂。

脾脏血供丰富而质脆，是腹部钝挫伤中最容易受损的实质性脏器。大多为被膜和实质同时破裂，少数患者受伤时被膜未破裂仅有实质破裂，其后才出现脾被膜破裂称为延迟性出血。病理性肿大的脾脏有时可发生自发性破裂。

肾脏破裂根据病因可分为外伤性肾破裂、医源性肾破裂（输尿管插管、肾穿刺等）和自发性肾破裂（肾积水、肾肿瘤破裂等）。向外裂伤形成肾周围血肿，向内裂伤与肾盂相通，可出现血尿。

2. 临床表现

有明确的外伤史，如挤压伤、撞击伤、冲击伤或锐器伤、火器伤等。患者常有局限性或弥漫性腹痛、腹部压痛，初期反射性呕吐常见，可出现呼吸困难、血尿等症状。有时因腹

水刺激膈肌，可引起牵涉痛，且常于深呼吸时加重。随病情加重，可出现明显的内出血症状，如口渴、心悸、耳鸣、四肢无力、呼吸急促、血压下降、神志不清等。

实验室检查：血常规检查示红细胞和血红蛋白进行性下降等。

腹盆腔可见积液，穿刺可抽出不凝血。

3. 超声表现

（1）肝脏破裂

1）肝脏外形不规则，边界模糊，肝内有低回声、高回声与混合性回声，被膜下可见无回声区或混合回声区，呈弧形（图 2-1-1）。

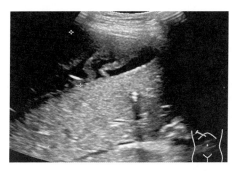

图 2-1-1　肝脏被膜下混合回声区，呈弧形

2）重度损伤者，肝被膜回声中断，边缘不清，局部肝组织回声失常，内可见无回声、低回声或稍高回声区，周边无被膜。肝肾间隙、局部肝周围，甚至盆腔等部位出现无回声区（图 2-1-2）。

（2）脾脏破裂出血

1）中央破裂：脾脏大小可因创伤程度不同而正常或增

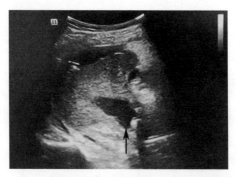

图 2-1-2　肝脏脏面被膜中断(箭头示),肝实质内可见片
状无回声区,内可见密集点状回声,肝周可见无回声区

大,脾实质内出现局部不规则的低回声区,回声可不均匀,后
方轻度增强。如形成明显血肿,可呈无回声区或内含细小的
点状回声,其内部常无血流信号。

2)被膜下破裂:脾被膜光滑完整但局部隆起,脾外周可
见片状的低回声或无回声区,呈月牙形,严重者可压迫脾实
质,使其表面呈凹陷状。

3)真性破裂:脾被膜线局部中断或不完整,局部回声
模糊,可见局限性无回声、低回声或混合回声区。脾实质内
回声紊乱、不均,脾周、脾肾间隙及腹腔内可有游离液性区
(图 2-1-3)。脾损伤区未能显示彩色血流信号。

(3)肾脏破裂出血

1)肾脏明显增大,形态失常,肾内结构紊乱。

2)破裂处的肾实质内出现不规则的回声增强或低回声、
无回声区。

3)肾窦出血可见肾盂增宽,内见散在点状强回声。

4)肾周围可出现无回声区包绕肾脏(图 2-1-4),腹腔内
出现游离的液性无回声区。

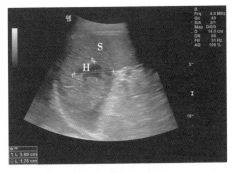

图 2-1-3 脾脏包膜中断,实质回声紊乱,实质内及脾周可见多发混合回声区
H.血肿;S.脾脏。

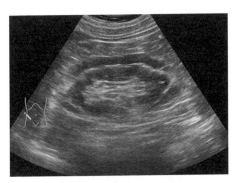

图 2-1-4 肾周可见无回声区包绕肾脏

5)彩色多普勒血流成像(CDFI):肾损伤区未能显示彩色血流信号。

4. 鉴别诊断

由于炎症、肿瘤、肝硬化或低蛋白血症等原因引起的腹水,无外伤病史,患者无外伤所致剧烈腹痛,肝脏、脾脏、肾脏被膜完整,实质回声正常。

5. 临床价值

根据灰阶和彩色多普勒超声检查,结合患者临床表现,超声医师应对肝脏、脾脏、肾脏破裂迅速准确作出诊断并报告危急值,对临床医师迅速处理提供重要依据。

推荐阅读资料

郭万学. 超声医学. 6 版. 北京:人民军医出版社,2015.

第二节 急性胆囊炎考虑胆囊化脓并急性穿孔

1. 定义

胆囊穿孔是胆道疾病的严重并发症,指因各种原因引起的急性胆囊炎症,胆囊壁充血、水肿,使胆囊壁血循环障碍,出现广泛坏死,同时胆汁淤积、胆囊内压升高,使胆囊膨大致胆囊壁穿孔,胆汁外漏,从而引起不同程度的腹膜炎表现。

急性胆囊炎是临床常见的急腹症之一,占所有急腹症的3%~10%。其中约 95% 由胆囊结石诱发。若结石嵌顿于胆囊管或胆囊颈部,引起胆囊炎急性发作并伴有持续性胆道系统阻塞,胆囊内胆汁不能顺利排出,致胆囊腔内压力进行性增高,胆囊壁可出现缺血性坏死(坏疽),并可引发胆囊急性穿孔。穿孔常发生于动脉硬化、糖尿病的老年患者,以胆囊底部多见,颈部次之。约 10% 的急性胆囊炎会进展为胆囊穿孔,急性穿孔后感染性胆汁溢入腹腔,可引起急性弥漫性腹膜炎,如未及时治疗易导致感染加重,甚至发展为脓毒血症、感染性休克或多器官功能衰竭,并危及生命。

2. 临床表现

急性胆囊炎考虑胆囊化脓并急性穿孔时,典型临床表现为突发右上腹剧烈疼痛，疼痛较局限，腹痛进行性加重，并伴有恶心、呕吐、不同程度黄疸等，合并感染出现化脓性腹膜炎累及全腹时，可出现寒战、高热、全腹剧烈疼痛，甚至出现感染性休克。查体可见墨菲征（Murphy 征）阳性，腹部压痛、反跳痛，肌紧张，肠鸣音减弱或消失等。实验室检查示 C 反应蛋白或白细胞计数明显升高。

3. 超声表现

（1）二维超声：胆囊增大（横径>4cm），胆囊腔内透声差，多数可见结石征象。胆囊壁增厚（>4mm），部分呈"双边征"，局部回声连续性中断，周边有不规则无回声区（图 2-2-1、图 2-2-2）。探头加压疼痛加剧（胆囊 Murphy 征阳性）。

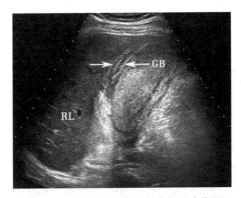

图 2-2-1　急性化脓性胆囊炎灰阶声像图

胆囊壁增厚（箭头），胆囊腔内透声差。GB. 胆囊；RL. 肝右叶。

（2）超声造影：完全穿孔时，静脉注射超声造影剂，动脉相胆囊壁呈高增强，局部可清晰显示无增强的中断部位和范围。若行超声引导下胆囊造口术，于囊腔内注射超声造影剂，可显示造影剂溢出胆囊腔至胆囊周围间隙（图 2-2-3、图 2-2-4）。

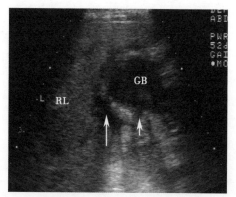

图 2-2-2　急性化脓性胆囊炎伴胆囊穿孔灰阶声像图

胆囊壁局部回声连续性中断（短箭头），周边有不规则无回声区（长箭头）。GB. 胆囊；RL. 肝右叶。

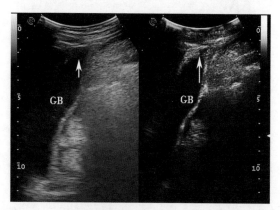

图 2-2-3　急性化脓性胆囊炎伴胆囊穿孔超声造影声像图

胆囊壁局部回声连续性中断（短箭头）；静脉注射超声造影剂未见中断处胆囊壁显影，周边可见局限性无回声区（长箭头）。GB. 胆囊。

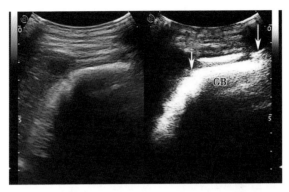

图 2-2-4 急性化脓性胆囊炎伴胆囊穿孔超声造影声像图
超声引导下胆囊穿刺造口术后向胆囊腔内注入超声造影剂（短箭头），显示造影剂溢出胆囊腔至胆囊周围间隙（长箭头）。GB. 胆囊。

（3）彩色多普勒血流成像：急性胆囊炎时胆囊壁血流信号较正常时稍丰富，但对于急性胆囊炎化脓穿孔多无特异性表现。

4. 鉴别诊断

本病应与其他急腹症相鉴别，超声作为首选影像学检查结合病史可以明确诊断。例如肝脓肿出现高热、腹痛等临床表现，超声检查可见肝脏内出现厚壁囊性低回声，抗炎治疗有效。急性化脓性胆管炎时可引起腹痛、高热、黄疸等表现，与本病类似，也可通过超声检查提示胆管梗阻、异常扩张等与本病相鉴别。消化性溃疡急性穿孔患者多有胃十二指肠溃疡病史，超声检查未见胆囊异常，可显示膈下游离气体强回声以资鉴别。

5. 临床价值

超声是急性胆囊炎的首选检查方法，具有很高的敏感度和特异度。根据超声影像特征，结合患者临床表现，超声医师能对急性胆囊炎合并胆囊急性穿孔迅速准确作出诊断并报告危急值。同时应对病变部位、范围和程度进行评估，为制订临床治疗方案提供重要依据。但应注意，穿孔直径较小（5mm以下）超声易漏诊，可连续变动体位多切面扫查或采用超声造影检查明确。

推荐阅读资料

[1] 中华医学会外科学分会胆道外科学组. 急性胆道系统感染的诊断和治疗指南（2021版）. 中华外科杂志，2021，59（6）：422-429.

[2] 周永昌，郭万学. 超声医学. 6版. 北京：人民军医出版社，2015.

[3] 陈孝平，汪建平，赵继宗. 外科学. 9版. 北京：人民卫生出版社，2018.

[4] 赵佳琦，章建全. 超声诊断学学习手册. 2版. 第二军医大学出版社，2018.

[5] 赵庆华，王春霞，潘小杰，等. 超声科"危急值"制度的落实评估与持续改进策略. 中华医学超声杂志（电子版），2020，17（7）：662-666.

第三章 妇产科超声危急值

第一节 疑似异位妊娠破裂并腹腔内出血

1. 定义

异位妊娠是指受精卵在子宫腔以外着床，发病率约为全部妊娠的 2%，其中 95% 以上为输卵管妊娠。输卵管妊娠破裂多见于妊娠 6 周左右的输卵管峡部妊娠。受精卵着床于输卵管黏膜皱襞间，胚泡生长发育时绒毛向管壁方向侵蚀肌层及浆膜层，最终穿破浆膜，形成输卵管妊娠破裂。输卵管的肌层血管丰富，肌壁薄，收缩力差，短期内可发生大量腹腔内出血，在盆腔和腹腔内形成积血和血肿，导致患者腹痛剧烈、失血性休克，甚至危及生命。

2. 临床表现

异位妊娠破裂的临床表现与破裂的出血量和时间长短有关。典型临床表现为停经、腹痛、阴道出血。当腹腔内出血较多时，患者出现面色苍白、心率增快、血压下降等休克表现。腹部检查时患侧下腹部有明显压痛和反跳痛，有时可触及腹部包块，出血多时叩诊有移动性浊音。盆腔检查可见阴道后穹窿饱满，宫颈举痛或摇摆痛，子宫有漂浮感，附件区可触及肿块并有压痛。尿或血人绒毛膜促性腺激素（hCG）阳性，阴道后穹窿穿刺可以抽出不凝血。

15

3. 超声表现

（1）子宫稍增大，子宫内膜增厚，但子宫内无妊娠囊结构，有时可以出现假孕囊，应该注意鉴别诊断（图 3-1-1）。

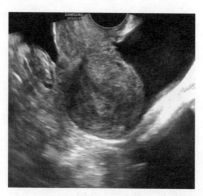

图 3-1-1 子宫灰阶声像图：子宫宫腔内无妊娠囊结构

（2）附件区可见高回声或混合回声包块，形态不规则，内部回声杂乱，无明显包膜，边界模糊。彩色多普勒血流成像：部分包块内或周边可见点状或条状血流信号（图 3-1-2）。

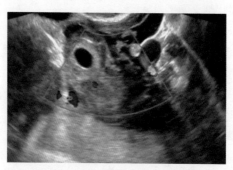

图 3-1-2 附件区混合回声包块声像图，彩色多普勒血流成像显示周边点状血流信号

（3）盆、腹腔内有大量液性暗区，有时其内可见大量细密点状或云雾样回声（图3-1-3、图3-1-4）。

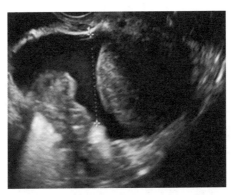

图 3-1-3　盆腔内子宫周边液性暗区声像图

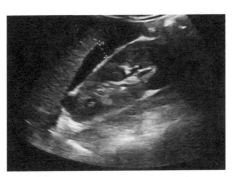

图 3-1-4　腹腔内肝肾间隙液性暗区声像图

4. 鉴别诊断

（1）黄体破裂：患者无停经史，无阴道出血或有月经量样出血，无或轻度休克。多于月经后期出现腹痛，尿和血hCG阴性，超声见附件区低回声或混合回声包块，伴有盆腹腔液性暗区，彩色多普勒血流成像示包块周边见特征性环状或半环状血流信号。

（2）卵巢肿瘤蒂扭转：患者无停经史和阴道出血，典型症状是突发一侧剧烈腹痛，尿和血 hCG 阴性。超声见附件区包块，边界清晰，有时可见条索状蒂，无大量盆腹腔液性暗区。

（3）急性输卵管炎：患者无停经史和阴道出血，双侧下腹持续疼痛，超声见双侧附件低回声区，尿和血 hCG 阴性，白细胞计数升高。

5. 临床价值

根据患者的超声和临床表现，再结合实验室检查结果，超声医师应对疑似异位妊娠破裂并腹腔内出血迅速准确作出诊断并报告危急值。超声检查可以了解患者异位妊娠包块破裂的情况，盆腔积液的多少，帮助临床医师选择治疗方法和手术方式，但是必须结合其他临床检查综合分析，否则容易造成误诊。对于少数异位妊娠患者，有时诊断和鉴别诊断有一定的困难，但超声检查至少可以提示患者为急性破裂出血，这对患者治疗方法的制订提供了有力的证据。

推荐阅读资料

[1] 谢幸，孔北华，段涛. 妇产科学. 9 版. 北京：人民卫生出版社，2018.

[2] 中国优生科学协会肿瘤生殖学分会. 输卵管妊娠诊治的中国专家共识. 中国实用妇科与产科杂志，2019，35（7）：780-787.

[3] 王玉东. 2016 年英国皇家妇产科医师学会及早期妊娠学会《异位妊娠的诊断和管理》指南解读. 中国实用妇科与产科杂志，2017，33（9）：916-919.

第二节　晚期妊娠出现羊水过少并胎儿心率过快或过慢

1. 定义

妊娠 28 周后出现羊水过少 [羊水指数（AFI）<5cm 或最大羊水池深度（DVP）<2cm] 合并胎心率过快（>160 次 /min）或过慢（<110 次 /min），并且持续 10 分钟以上。

晚期妊娠羊水过少主要与羊水生成减少或羊水外漏有关。羊水生成减少多见于胎盘功能减退、母体血容量减少、胎儿尿液生成减少、羊膜病变等原因；羊水外漏常见于胎膜早破。

胎盘功能减退、母体血容量减少等可致胎儿缺氧，而胎儿长期慢性缺氧，导致尿液生成进一步减少，羊水过少可使胎儿活动受限，宫壁及胎儿对脐带的直接压迫等，均可导致胎心率异常。胎心率异常的程度越重，常意味着胎儿缺氧也越严重。长时间胎心率异常进一步加重胎儿缺氧，危及胎儿生命。

2. 临床表现

羊水过少使孕妇宫高、腹围较同期孕周小，临床表现为孕妇感觉胎动减少，胎动时可有腹痛。

3. 超声表现

（1）超声检查时目测羊水总量明显减少，测量 AFI<5cm 或 DVP<2cm。

（2）频谱多普勒测定胎心率持续 >160 次 /min 或 <110 次 /min（图 3-2-1、图 3-2-2）。

（3）常合并胎儿宫内生长受限相关的生物学测量指标异常。

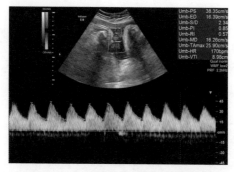

图 3-2-1 羊水过少并胎儿心率过快

妊娠 35 周，AFI: 4.5cm，胎心率: 170 次/min。

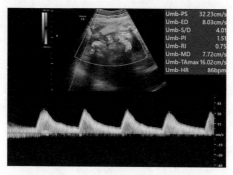

图 3-2-2 羊水过少并胎儿心率过慢

孕 32 周，DVP 1.6cm，胎心率 86 次/min。

（4）常伴脐血流异常。

4. 注意事项

（1）把子宫分成左上、右上、左下、右下 4 个象限，4 个象限内最大的羊水深度之和为羊水指数。

（2）测量羊水深度时探头应垂直于水平面，测量的羊水池内不能有胎儿肢体或脐带。

（3）注意不要将脐血管的无回声误认为羊水。

（4）排除胎儿一过性心率过快或过慢。

5. 临床价值

妊娠晚期发现羊水过少并胎心率持续过快或过慢时，应迅速作出诊断并报告危急值，以利于产科作出及时处理，减少死胎或死产的风险。

推荐阅读资料

[1] 段宗文，王金锐. 临床超声医学. 6 版. 北京：科学技术文献出版社，2017.

[2] 中国医师协会超声医师分会. 中国产科超声检查指南. 北京：人民卫生出版社，2019.

[3] 诺顿，斯科特，费尔德斯坦. CALLEN 妇产科超声学：第 6 版. 杨芳，栗河舟，宋文龄，译. 北京：人民卫生出版社，2019.

第三节　子宫破裂

1. 定义

子宫破裂是指在妊娠期或分娩期发生在子宫体或子宫下段的破裂，临床上较罕见但严重危及产妇及胎儿生命的产科并发症。依据发生程度可分为完全性子宫破裂和不完全性子宫破裂。完全性子宫破裂指子宫肌壁全层破裂，子宫腔与腹腔相连；不完全性子宫破裂是指子宫肌层部分或全层破裂，但浆膜层仍完整，子宫腔与腹腔不相连。

子宫破裂多发生于外伤或临产后，其病因包括子宫手术史（剖宫产术、子宫肌瘤切除术、子宫腺肌病病灶切除术等）造成的瘢痕子宫，先露部下降受阻，子宫收缩药物使用不当，产科手术损伤,子宫发育异常,多次宫腔操作等。目前在我国,瘢痕子宫是发生子宫破裂的最主要原因。不完全性子宫破裂多见于剖宫产术后子宫切口瘢痕性破裂,常缺乏先兆破裂症状,且体征不明显。文献表明,妊娠次数≥3次、两次妊娠间隔时间≤3年、前次缝合方式为单层、瘢痕厚度<0.3cm是瘢痕子宫再次妊娠分娩时发生子宫破裂的危险因素。完全性子宫破裂对母婴危害更大,可导致孕产妇休克、死亡、感染、早产、死胎、新生儿窒息、缺血缺氧性脑病、脑瘫、新生儿死亡等。

2. 临床表现

典型的子宫破裂较易诊断,临床表现大多为产前逐渐加重的下腹痛及压痛、阴道出血、早期胎儿因缺氧导致胎动增加及胎心率异常,继而出现急性胎儿窘迫等。严重时腹腔内大出血,导致弥散性血管内凝血(disseminated intravascular coagulation,DIC)、失血性休克,宫底部破裂时孕妇可有恶心呕吐、呼吸困难、胸闷气促、肩部疼痛等症状。若抢救不及时,孕产妇、胎儿死亡率极高。患者常有瘢痕子宫等病史,结合超声等影像学检查即可诊断。

3. 超声表现

完全子宫破裂声像图特点:①子宫肌层回声不连续、中断是诊断的直接征象;胎儿及其附属物可位于子宫腔内,胎儿可有胎心搏动;孕妇盆腹腔有积液。②胎儿部分或全部位于腹腔内,多无胎心搏动;胎儿周围有或无子宫壁肌层回声,胎儿全部移入腹腔时,胎儿旁可见缩小的子宫声像图呈球形,并发现子宫破裂口处肌层回声完全中断;胎盘可在子宫腔内、腹腔内或嵌顿在破裂口处,胎盘周围回声杂乱;孕妇盆腹腔多可见大量积液。

不完全子宫破裂声像图特点:胎儿及其附属物位于宫

腔内,胎儿可见胎心搏动。子宫肌层尤其前壁下段肌层菲薄(<2mm),有时肌层完全中断仅浆膜层完整而呈线状回声,严重时可见羊膜囊凸向孕妇膀胱。孕妇盆腹腔未见积液。子宫不完全破裂因为有腹膜覆盖,并且出血很少,所以缺乏明显的症状及体征,容易忽视对子宫下段瘢痕处的观察,常在剖宫产手术时才被发现。同时受孕妇膀胱充盈量的多少、胎头及前壁胎盘位置的影响,超声检查的敏感性降低,子宫不完全破裂容易被漏诊,可以结合线阵高频探头观察,降低漏诊的风险,给临床提供更多的帮助。

4. 鉴别诊断

子宫破裂需要与腹腔妊娠、胎盘早剥等疾病鉴别。腹腔妊娠时无腹痛、压痛,无病理性缩复环,超声检查子宫形态完整,子宫壁肌层回声连续,子宫腔内无胎儿及胎盘等影像;胎盘早剥发病急,腹部疼痛剧烈,板状腹,常发生于妊娠高血压疾病或外伤的孕妇,阴道内有出血,超声检查子宫形态完整,子宫壁肌层回声连续,子宫腔内见胎儿及胎盘等影像,胎盘内部及后方多见血肿。

5. 临床价值

超声检查是目前诊断子宫破裂最有效、常用的检查方法。子宫破裂为产科急危重症疾病,超声可以准确地显示子宫壁的完整性、胎盘与子宫的关系、胎儿在宫内外的情况、腹腔是否存在积液。如果超声发现胎儿或胎盘全部或部分移入孕妇腹腔内,子宫缩小位于腹腔一侧,就能迅速诊断子宫破裂,为临床医师赢得抢救时间。

需要注意的是,子宫破裂患者不一定会出现典型的临床症状,有时可仅表现为腹痛、腹胀、呕吐、腹部切口疼痛等,这时超声的准确判断尤为重要,对临床进一步处理具有至关重要的指导作用。对于情况危急而破裂口声像图不典型的病例,超声扫查时应该遵循多切面、多角度的原则,尽量避免漏诊。此外,对于合并瘢痕子宫患者瘢痕子宫妊娠期间要提高警惕,重视子宫破裂的发生风险,常规超声检查瘢痕愈合情况,瘢痕是否完整,局部是否有缺损、缺损的大小,瘢痕处肌层的厚度等。

推荐阅读资料

[1] 谢鹏飞,林育娇,唐琳. 20 例孕中晚期完全性子宫破裂临床分析. 中国实用医药,2022,17(2):201-203.

[2] 孙荣荣,金雅芳,顾颖,等. 瘢痕子宫再次妊娠分娩发生子宫破裂的危险因素分析. 中国妇幼健康研究,2021,32(11):1553-1557.

[3] 花秋菊,关云萍. 子宫破裂的超声图像特征及临床价值. 中国现代药物应用,2021,15(20):56-58.

[4] 杨用,陈琼英,汪映,等. 超声诊断完全性子宫破裂的临床价值. 实用医技杂志,2019,26(9):1120-1121.

[5] XIAO J H, ZHANG C, ZHANG Y, et al. Ultrasonic manifestations and clinical analysis of 25 uterine rupture cases. J Obstet Gynaecol Res, 2021, 47(4):1397-1408.

第四节 胎盘早剥、前置胎盘并活动性出血

一、胎盘早剥

1. 定义

胎盘早剥(placental abruption)是指妊娠 20 周后正常位置的胎盘在胎儿娩出前,部分或全部从子宫壁分离。

主要病理变化为底蜕膜出血形成血肿,使胎盘从附着处分离。引起胎盘早剥的高危因素包括孕妇患有疾病(如妊娠高血压、高血压病、慢性肾病)、外伤或外力(发生跌倒、撞击)和宫腔内压力突变(胎膜早破)等。

2. 临床表现

根据剥离面积是否大于 1/3 分为轻型和重型。轻型者胎盘剥离面不超过胎盘面积的 1/3,以阴道出血为主要临床表现伴腹痛,体征可不明显。重型者胎盘剥离面超过胎盘面积的 1/3,同时有较大的胎盘后血肿,以突发性剧烈腹痛为主要症状,可无或仅有少量阴道出血,可出现恶心呕吐、面色苍白、冷汗、脉搏细弱、心率加快、血压下降等休克表现。查体的主要阳性体征为子宫压痛、硬如板状,胎位不清,宫缩间隙期子宫不能松弛。

3. 超声表现

(1)二维超声:胎盘后剥离时,胎盘胎儿面凸向羊膜腔,早期血肿呈等回声或高回声(图 3-4-1)。数天后胎盘后血肿

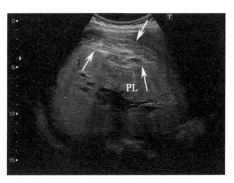

图 3-4-1 胎盘早剥灰阶声像图
白色箭头所指胎盘与宫壁之间见高回声区,内部回声不均匀。PL. 胎盘。

逐渐液化，1周后呈低回声，2周后呈无回声，与宫壁分界清晰。凝血块进入羊膜腔，羊水内见絮状或团块状高回声，为重型胎盘早剥的征象。

（2）彩色多普勒血流成像：剥离部位形成的血肿无血流信号（图3-4-2），胎盘组织内可见血流信号。

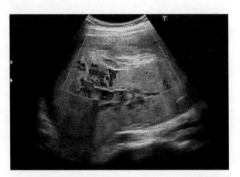

图 3-4-2 胎盘早剥彩色多普勒声像图示剥离面高回声区无血流信号

4. 鉴别诊断

轻型胎盘早剥症状与体征不明显时，需要通过临床及超声除外前置胎盘等其他出血性原因。前置胎盘的胎盘下缘接近或覆盖宫颈内口；胎盘内血池通常位于胎盘实质内，不规则胎盘实质内呈不规则无回声区，内有云雾样回声流动；胎盘血管瘤多位于绒毛膜板下胎盘实质内，可突向羊膜腔，呈较均匀低回声，边界清晰，彩色多普勒血流成像可见较丰富的血流信号；子宫局部收缩发生在胎盘附着处，可见向胎盘突出的半圆形弱回声区，但子宫舒张后图像恢复正常。

5. 临床价值

妊娠20周后发现胎盘早剥应迅速对病变部位和范围进

行描述并报告危急值,为临床医师及时处理提供重要依据。

二、前置胎盘并活动性出血

1. 定义

前置胎盘(placenta praevia)是指妊娠 28 周后胎盘下缘毗邻或覆盖子宫颈内口,合并活动性出血时表现为反复发生的无痛性阴道出血。根据胎盘与宫颈内口的位置关系分为前置胎盘和低置胎盘两种类型。

各种原因导致的子宫内膜损伤后,妊娠子宫蜕膜血管生长不全,使受精卵植入后胎盘向下延伸至子宫下段,双胎胎盘过大或受精卵滋养层发育迟缓,也可导致胎盘位于子宫下段。

2. 临床表现

妊娠晚期或临产后无诱因、无痛性阴道出血是前置胎盘典型的临床表现。反复出血可引起孕妇不同程度的贫血。大量、急性、短时间出血的主要体征为面色苍白、脉搏微弱、血压下降等休克表现。查体可见子宫大小与孕周相同,软且无压痛,胎头高浮。由于前置胎盘可合并胎盘植入,在耻骨联合上缘可听到胎盘血管杂音。

3. 超声表现

(1)二维超声:胎盘位置较低,附着于子宫下段或覆盖宫颈内口,胎先露至膀胱后壁或至骶骨岬的距离增大。

其中前置胎盘指胎盘完全或部分覆盖子宫颈内口(图 3-4-3);低置胎盘指胎盘附着于子宫下段,胎盘边缘距子宫颈内口的距离 <20mm(图 3-4-4)。

合并胎盘植入时,胎盘后间隙低回声带消失,胎盘增厚、增大,胎盘内存在大量腔隙,称胎盘陷窝,类似奶酪外观

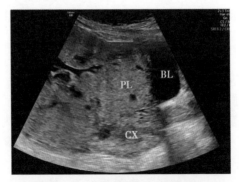

图 3-4-3 前置胎盘灰阶声像图
胎盘组织完全覆盖宫颈内口。CX. 宫颈；PL. 胎盘；BL. 膀胱。

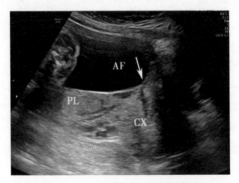

图 3-4-4 低置胎盘灰阶声像图
胎盘的下缘接近宫颈内口，白色箭头示宫颈
内口。CX. 宫颈；PL. 胎盘；AF. 羊水。

（图 3-4-5），子宫肌层变薄 <1mm，与膀胱界限消失，膀胱壁回声缺失或中断。子宫浆膜层因异常突出的胎盘组织进入邻近器官而界限变形。

（2）彩色多普勒血流成像：合并胎盘植入时，胎盘陷窝可见湍流的血液，称为"沸水征"（图 3-4-6）。胎盘后及子宫与膀胱间高度血管化,桥血管从胎盘延伸到子宫肌层,并越过浆膜层进入膀胱或其他器官(图3-4-7)。

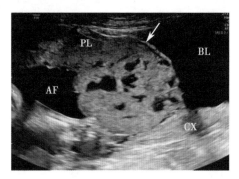

图3-4-5　前置胎盘合并胎盘植入灰阶声像图

胎盘局部增厚,内存在大量腔隙,局部浆膜层向膀胱凸起,胎盘后间隙消失。CX. 宫颈;PL. 胎盘;BL. 膀胱;AF. 羊水;白色箭头显示正常胎盘后间隙,而胎盘植入处该间隙消失。

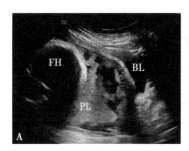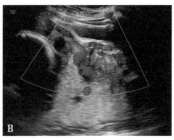

图3-4-6　前置胎盘合并胎盘植入灰阶及血流图

A. 灰阶超声显示胎盘内大片腔隙;B. 腔隙内可见湍流的血液。FH. 胎头;PL. 胎盘;BL. 膀胱。

4. 鉴别诊断

前置胎盘合并活动性出血要注意与胎盘边缘血窦破裂

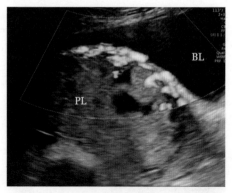

图 3-4-7 前置胎盘合并植入血流声像图
子宫与膀胱间高度血管化。PL. 胎盘；BL. 膀胱。

后形成的绒毛膜下血肿相鉴别，临床上二者都有阴道出血，当血肿表现为中低回声或中高回声时，非常类似胎盘覆盖子宫内口，超声检查后者宫颈内口上方无胎盘覆盖，胎盘位置可正常。一过性子宫下段收缩时，肌壁增厚隆起，回声增高，类似胎盘覆盖宫颈内口，但宫缩缓解后征象消失。

5. 临床价值

根据灰阶和彩色多普勒血流超声表现，结合患者临床表现，超声医师应对前置胎盘并活动性出血迅速准确作出诊断并报告危急值。同时应对前置胎盘的类型以及是否合并胎盘植入进行描述，为临床医师拟定治疗方案提供重要依据。

推荐阅读资料

[1] 中华医学会妇产科学分会产科学组. 前置胎盘的诊断与处理指南（2020）. 中华妇产科杂志，2020，55（1）：3-8.

[2] 曹泽毅. 中华妇产科学. 3 版. 北京：人民卫生出版社，2014.

第四章 心脏超声危急值

第一节 首次发现心功能减退（左心室射血分数 <35%）

1. 定义

首次发现心功能减退是指以往未进行过心功能减退的诊断，此次来诊首次发现。当左心室射血分数（ejection fraction，EF）<35%，且伴有呼吸困难、体力活动受限等临床症状时，提示患者已出现心力衰竭，处于危急状态，因此应进行危急值报告。

心力衰竭是各种心脏结构或功能性疾病导致心室充盈和／或射血功能下降、心排出量不能满足机体代谢需要，以肺循环和／或体循环淤血、器官组织血液灌注不足为临床表现的一组综合征。其中左心功能减退临床上较为常见，在左心室扩大、心肌肥厚的代偿过程中，心肌细胞、细胞外基质、胶原纤维网等均发生相应变化，即心室重塑；心肌细胞能量供应不足及利用障碍，导致心肌细胞坏死、纤维化，后者导致心脏重塑更加严重，形成恶性循环，最终导致心力衰竭。

本节主要介绍首次发现心功能减退且左心室射血分数 <35% 的超声检查及诊断思路，操作规范及存图标准等。

2. 临床表现

左心功能减退并非单一疾病，而是一组临床综合征，常出现呼吸困难、乏力等症状，但这些表现并不特异，症状的严重程度与心功能减退程度无明确相关性，因此需采用客观手段评价心脏功能。

查体时心尖位置向外侧移位；听诊可闻及肺部啰音。实验室检查显示利钠肽、肌钙蛋白升高。超声心动图是评价心力衰竭最重要的工具之一，可以帮助寻找病因并定量分析心室功能。若经胸超声心动图（transthoracic echocardiography，TTE）图像质量不佳，条件允许情况下可以采用经食管超声心动图（trans-esophageal echocardiography，TEE）或心脏磁共振检查。X线检查是确定左心衰竭肺水肿的主要依据，并且有助于心力衰竭与肺部疾病的鉴别，超声心肺一体化检查也在鉴别诊断中发挥了重要作用。

3. 超声表现

（1）二维超声：左心室、左心房通常明显扩大（图 4-1-1），室壁运动幅度普遍减低（图 4-1-2）。由于心脏形态通常已经

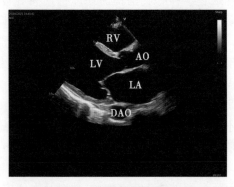

图 4-1-1　左心功能减退，二维超声图显示左心房、左心室明显扩大
RV. 右心室；AO. 主动脉；LV. 左心室；LA. 左心房；DAO. 降主动脉。

发生变化,尤其病因为冠心病等导致心肌局部收缩功能减退时,采用 M 型超声测量左心室整体功能将存在偏差。此时应采用二维超声通过改良的双平面 Simpson 法或三维超声心动图法测量左心室射血分数。

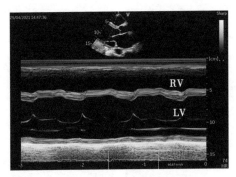

图 4-1-2　左心功能减退,M 型超声图示左心室明显扩大,右心室略大,室壁运动幅度/增厚率减低

RV. 右心室;LV. 左心室。

　　改良的双平面 Simpson 法测量左心室射血分数值需要留取心尖四腔切面和心尖二腔切面,分别在舒张期和收缩期勾勒左心室内膜面,得到心尖四腔切面和心尖二腔切面的左心室舒张末期容积和左心室收缩末期容积,仪器会自动计算得出左心室射血分数(图 4-1-3)。然而,该方法依赖于心内膜边界的清晰显示,当患者肥胖或肺部气体干扰等原因心内膜面显示不清晰时,根据患者情况可行心腔超声造影检查,以准确评估射血分数。此外,需留取标准的心尖四腔和两腔切面,可以通过触诊心尖搏动最强处确定探头放置位置,避免未留取到真正的心尖图像而错估左心室收缩功能(图 4-1-4)。

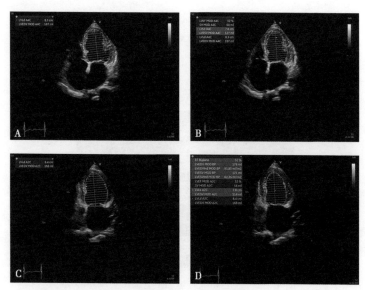

图4-1-3 改良的双平面 Simpson 法测量左心室收缩功能

心尖四腔切面和心尖二腔切面分别测量左心室舒张末期容积和左心室收缩末期容积（A～D），由此计算该患者左心室射血分数为32%。

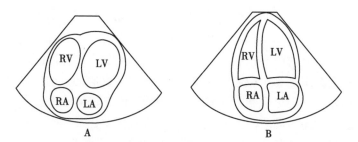

图4-1-4 测量左心室射血分数的标准和不标准的心尖四腔切面示意图

A. 不标准的心尖四腔切面；B. 标准的心尖四腔切面。RV. 右心室；LV. 左心室；RA. 右心房；LA. 左心房。

三维超声心动图计算左心室射血分数不需要对心室形态做任何假设，因此评估更加准确（图4-1-5）。除对心功能进行定量评估外，超声还有助于进行病因学诊断，并可发现并发症如心腔内血栓等。

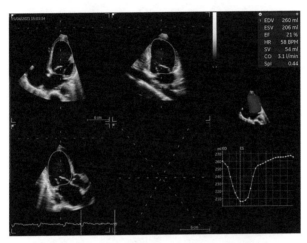

图4-1-5　心功能评估的三维超声声像图
三维超声心动图法计算左心室射血分数为21%。

（2）彩色多普勒：左心室收缩功能严重减退时，房室瓣口可出现反流（图4-1-6）。

（3）脉冲多普勒：左心室射血分数低于35%时，左心室舒张功能可能也已经降低，严重时表现为限制型充盈状态，即舒张早期E峰速度显著高于心房收缩期A峰速度（图4-1-7），左心室充盈时间和左心室射血时间缩短。此外，可根据主动脉根部内径及主动脉瓣口血流速度频谱计算左心室每搏量。

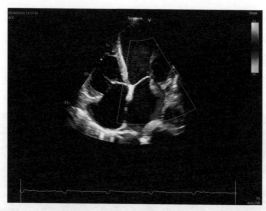

图 4-1-6 左心功能减退,彩色多普勒声像图显示二尖瓣少量反流

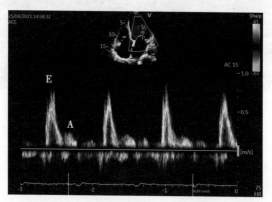

图 4-1-7 左心室收缩功能减退,二尖瓣口频谱多普勒声像图
二尖瓣口血流频谱呈限制型充盈,E 峰速度明显大于 A 峰速度。

4. 鉴别诊断

贫血及呼吸系统、肾脏、甲状腺等疾病可能出现与心功能减退相似的症状和体征,可通过实验室检查、影像学方法进行鉴别。需要指出的是,这些疾病也可能与心功能减退并存,使心功能减退症状加重,应予以综合判断。

5. 临床价值

超声心动图检查是首先发现心功能减退最重要的影像学手段,不仅能通过左心室射血分数定量评价左心室功能异常的严重程度,还能对心脏形态、结构及室壁收缩期增厚异常等进行评估,有助于进一步明确心室收缩功能减退的病因,为下一步精准治疗提供重要依据。

推荐阅读资料

[1] 葛均波,徐永健,王辰. 内科学. 9 版. 北京:人民卫生出版社,2019.

[2] MCDONAGH T A, METRA M, ADAMO M, et al. 2021 ESC Guidelines for the diagnosis and treatment of acute and chronic heart failure. Eur Heart J, 2021, 42(36): 3599-3726.

[3] LANG R M, BADANO L P, MOR-AVI V, et al. Recommendations for cardiac chamber quantification by echocardiography in adults: An update from the American Society of Echocardiography and the European Association of Cardiovascular Imaging. J Am Soc Echocardiogr, 2015, 28(1): 1-39.

第二节 心包积液合并心脏压塞

1. 定义

心包积液由感染性、非感染性或其他病因累及心包导致,当积液迅速产生或积液量达到一定程度时,可造成心输出量和回心血量明显下降而产生相应临床症状,即心脏压塞。

正常心包腔内有 50ml 液体,起润滑作用。心包内少量积液一般不影响血流动力学。急性心包积液由于液体迅速增多,心包无法迅速伸展而使心包内压力急剧上升,即可引起心脏受压,导致心室舒张期充盈受阻,周围静脉压升高,最终使心排血量显著降低,血压下降,出现心脏压塞的临床表现。慢性心包积液则由于心包逐渐伸展适应,即使积液量达到 500ml,患者也可无严重心脏压塞表现。

2. 临床表现

心包积液的临床表现与积液产生的速度有关。

症状:呼吸困难是心脏压塞最突出的症状,严重者甚至表现为胸痛和端坐呼吸。

体征:心尖搏动减弱;心脏叩诊浊音界向两侧扩大;心音低而遥远。大量心包积液可使收缩压降低,而舒张压变化不大,故脉压减小,出现奇脉。由于大量心包积液影响静脉回流,导致体循环淤血表现,如颈静脉怒张、肝大、肝 - 颈静脉回流征等。

大量心包积液导致心脏压塞的临床特征为 Beck 三联征:低血压、心音低弱、颈静脉怒张。

3. 超声表现

心包积液的首选检查是超声心动图,其可以明确心包积液的性质并定量评估心包积液量,也可评估心包积液时心脏病理生理和血流动力学变化。

(1)二维超声:通过舒张末期壁层及脏层心包间无回声区域的大小描述心包积液的分布范围和程度,并半定量评估心包积液量(表 4-2-1,图 4-2-1~图 4-2-3)。检查积液内部回声,渗出性纤维素或凝血块超声表现为较致密的回声。当发生心脏压塞时,表现为右心房、右心室壁舒张期塌陷,合并下腔静脉增宽。

检查切面：胸骨旁左心室长轴切面、胸骨旁左心室短轴切面、心尖切面和剑突下切面。

表 4-2-1　心包积液半定量分级

分级	超声测量值	心包积液量	积液分布
微量	只见于收缩期	<50ml	
少量	<10mm	50～99ml	仅见于左心室后下壁及房室沟
中量	10～20mm	100～500ml	心脏周围均可见液体积聚，以左心室后下壁区域为主
大量	>20mm	500ml 以上	出现心脏摆动征
极大量	大于 25mm 或心脏摆动		包绕整个心脏，明显心脏摆动征，常发生心脏压塞

资料来源：参考 2013 年美国超声心动图协会关于心包疾病患者多模态心血管成像的临床建议。

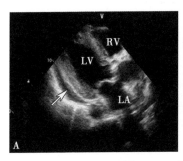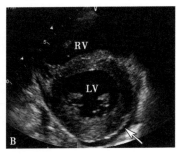

图 4-2-1　少量心包积液

胸骨旁长轴切面（A）和胸骨旁短轴切面（B），可见心包腔内显示少量无回声区（白色箭头）。LA. 左心房；LV. 左心室；RV. 右心室。

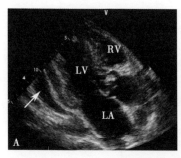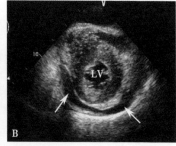

图 4-2-2 中量心包积液

胸骨旁长轴切面（A）和胸骨旁短轴切面（B），可见心包腔内显示中量无回声区（白色箭头）。LA. 左心房；LV. 左心室；RV. 右心室。

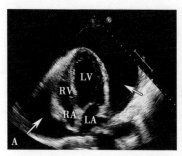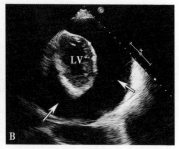

图 4-2-3 大量心包积液

胸骨旁长轴切面（A）和胸骨旁短轴切面（B），可见心包腔内显示大量无回声区（白色箭头），心脏摆动征。LA. 左心房，LV. 左心室，RV. 右心室，RA. 右心房。

（2）M 型超声心动图：无回声只在收缩期可见，提示正常量或无临床意义的心包积液；无回声出现在收缩期和舒张期时，表示积液量大于 50ml（图 4-2-4）。

当发生心脏压塞时，左心室心腔变小，左心室在收缩和舒张时保持原来大小的心肌层看起来像"肥厚"。由于心室的互相依赖性，心脏一侧充盈量的增加与对侧充盈量的减少

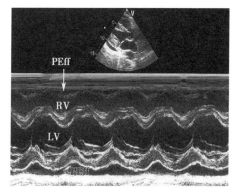

图4-2-4　少量心包积液

右心室前壁和左心室后壁心包腔内液性暗区（白色箭头）。LV. 左心室；RV. 右心室；PEff. 心包积液。

相关，表现为吸气时右心室舒张内径增加而左心室舒张内径减少，而呼气时则相反。

检查切面：胸骨旁左心室长轴切面和胸骨旁左心室短轴切面。

（3）脉冲多普勒：心脏压塞时，跨瓣速度可出现随呼吸变化发生特征性改变。相比正常人和无症状的积液患者，心脏压塞时，脉冲多普勒测得三尖瓣和肺动脉瓣流速在吸气时增加，同时二尖瓣和主动脉瓣流速降低，通常二尖瓣 E 峰吸气时下降 30% 即有诊断意义。

检查切面：胸骨旁大动脉短轴切面、心尖四腔心及心尖五腔心切面。

4. 鉴别诊断

心外脂肪垫：心脏表面脂肪呈低回声，附着于心包之外，多出现于心尖部，心室壁前外侧，心包脂肪回声无完整规则的边缘，覆盖于心包壁层表面，而非心包腔内（图4-2-5）。

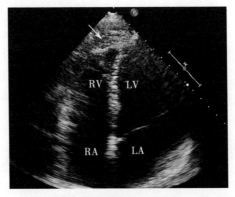

图 4-2-5 心外脂肪垫(白色箭头)
LA. 左心房；LV. 左心室；RV. 右心室；RA. 右心房。

左侧胸腔积液：心包积液可使降主动脉与心脏的距离加大，而胸腔积液使降主动脉与心脏距离缩小，紧贴心脏，随呼吸有变化。

5. 临床价值

根据二维和多普勒超声检查，结合患者临床表现，超声医师应对急性心包积液合并心脏压塞迅速准确地作出诊断并报告危急值。同时应对病变部位和范围进行定位，对临床医师紧急行心包穿刺引流或外科心包开窗引流，解除心脏压塞提供依据。

推荐阅读资料

[1] 葛均波,徐永健,王辰. 内科学. 9版. 北京:人民卫生出版社,2018.

[2] 中国重症超声研究组. 中国重症超声专家共识. 临床荟萃,2017, 32(5):369-383.

[3] ALLAN L, ABBARA S, AGLER D A, et al. American Society of Echo-cardiography clinical recommendations for multimodality cardiovascular

imaging of patients with pericardial disease: endorsed by the Society for Cardiovascular Magnetic Resonance and Society of Cardiovascular Computed Tomography. J Am Soc Echocardiogr, 2013, 26（9）: 965-1012.

第三节 心脏破裂

1. 定义

心脏破裂指心肌组织的连续性中断,是心脏损伤中最为严重的情况,多由心肌梗死急性期、开放性或闭合性胸部外伤、外科手术、介入等原因所致,包括心室游离壁破裂、室间隔穿孔、乳头肌断裂、心房破裂及心包破裂等。心脏破裂可发生于损伤的同时,也可发生于损伤后1～2周内,根据病程和临床表现分为急性破裂和亚急性破裂,可导致低血压、休克、心包积血以及进行性加重的急性心力衰竭。心脏破裂是急性心肌梗死的一种致命性机械并发症,多位于梗死心肌与正常心肌交界处,与心室收缩时室壁受力不均衡相关。外伤所致心脏破裂的病理改变取决于损伤的机制、部位和破口大小,贯穿物的性质、大小、速度以及心包破裂的程度。

2. 临床表现

急性心脏破裂通常无先兆而突然发生,表现为突发意识丧失、心悸、胸闷、气短、恶心、呕吐、血压下降,甚至心跳呼吸骤停,继发于急性心肌梗死的患者,通常伴有剧烈或反复发作的胸痛,亚急性心脏破裂表现为不同程度的低血压和心脏压塞征象。临床查体可见面色苍白、呼吸浅弱、脉搏细速、血压下降等失血性休克体征,也可出现呼吸困难、发绀、颈静脉怒张、奇脉、心音遥远、低血压、脉压减小等心脏压塞征象。心脏听诊区突发收缩期杂音并向腋下传导,可触及震颤。心

43

电图可表现为 ST 段和 T 波改变,也可突发"电 - 机械分离"现象,如为心肌梗死导致可出现病理性 Q 波。实验室检查可出现血清心肌酶谱异常以及 C 反应蛋白、B 型利钠肽水平升高。

3. 超声表现

（1）二维超声切面:破裂处心肌连续性中断,破口为孔状、线状或不规则迂曲通道,边缘心肌多不规则,如为心肌梗死所致可出现相应节段室壁变薄、运动异常,心包腔内可见不同程度的液性暗区（均匀或不均匀回声）,甚至引起心脏压塞。游离壁破裂时可因周围心包粘连及血栓机化形成假性室壁瘤,即心腔外的囊状无回声区,通过较窄小的瘤颈与心腔相连,囊壁常不规则,囊内可有血栓形成。乳头肌断裂时,心腔内可见飘动的乳头肌断端及腱索回声,瓣叶呈现连枷样运动（图 4-3-1～图 4-3-4）。

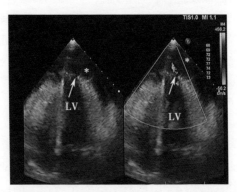

图 4-3-1 心肌梗死后左心室游离壁破裂二维切面图像及彩色多普勒血流图像

心尖四腔心切面（左图）显示左心室心尖部破裂（箭头示）,彩色多普勒血流图像（右图）显示血流信号自该处进入心包腔（箭头示）,心包腔内可见大量液性暗区（星号示）。LV. 左心室。

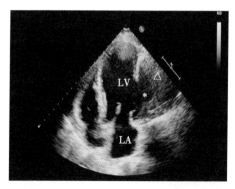

图 4-3-2　心肌梗死后左心室游离壁破裂合并假性室壁瘤形成二维切面图像

心尖四腔心切面显示左心室侧壁破裂形成巨大假性室壁瘤（星号示），其内可见附壁血栓（三角示）。LA. 左心房；LV. 左心室。

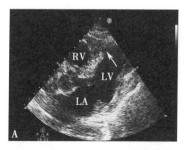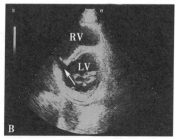

图 4-3-3　心肌梗死后室间隔穿孔二维切面图像

A. 胸骨旁四腔切面显示室间隔心尖部连续中断（箭头示）；B. 二尖瓣短轴切面显示后间隔基底部连续中断（箭头示）。LA. 左心房；LV. 左心室；RV. 右心室。

（2）彩色多普勒血流图像：相应切面可显示由心脏破裂处向心包腔内喷射的五彩镶嵌样血流信号，若心包腔内压力较高，彩色血流不明显。假性室壁瘤形成时，瘤体内可见缓

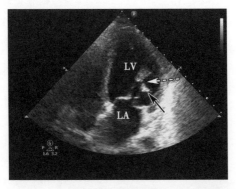

图 4-3-4 心肌梗死乳头肌断裂二维切面图像

心尖四腔心切面显示二尖瓣前外乳头肌部分断裂（虚箭头示）及乳头肌断端（实箭头示）。LA. 左心房；LV. 左心室。

慢、紊乱的血流信号，并于破口处探及双向往返血流信号。室间隔穿孔时，室水平探及以收缩期为主左向右分流信号。受累瓣膜可出现不同程度反流信号（图 4-3-5～图 4-3-7）。

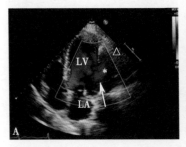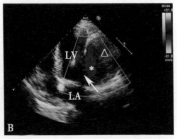

图 4-3-5 心肌梗死后左心室游离壁破裂合并假性室壁瘤形成彩色多普勒血流图像

A. 彩色多普勒血流图像显示收缩期血流通过左心室侧壁破口（箭头示）进入假性室壁瘤（星号示）；B. 舒张期血流自假性室壁瘤返回左心室，瘤体内可见附壁血栓（三角示）。LA. 左心房；LV. 左心室。

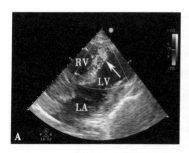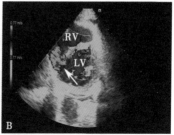

图4-3-6　心肌梗死后室间隔穿孔彩色多普勒血流图像

A. 彩色多普勒血流图像显示胸骨旁非标准切面室间隔心尖部穿孔处（箭头示）左向右分流信号；B. 二尖瓣短轴切面后间隔基底部穿孔处（箭头示）左向右分流信号。LA. 左心房；LV. 左心室；RV. 右心室。

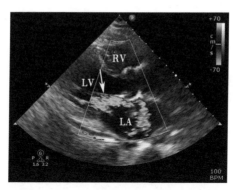

图4-3-7　心肌梗死二尖瓣乳头肌断裂彩色多普勒血流图像

彩色多普勒血流图像显示二尖瓣乳头肌断裂导致重度偏心性反流（箭头示）。LA. 左心房；LV. 左心室；RV. 右心室。

（3）频谱多普勒图像：游离壁破裂时，破口处心包腔内可探及收缩期血流频谱。假性室壁瘤形成时，破口处可探及双期、双向分流频谱。室间隔穿孔时，连续波多普勒探及室水平收缩期为主的高速左向右分流频谱（图4-3-8、图4-3-9）。

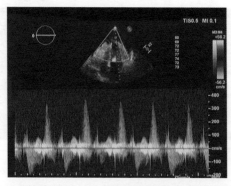

图 4-3-8 心肌梗死后左心室游离壁破裂破口处频谱多普勒声像图
连续波频谱多普勒显示收缩期左心室心尖部破口破入心包腔内的
高速血流信号。

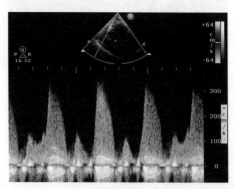

图 4-3-9 心肌梗死后室间隔穿孔处频谱多普勒图像
连续波频谱多普勒显示收缩期室间隔穿孔处高速左向右分流信号。

（4）心腔声学造影：有助于明确破裂部位、大小、形态以
及心内分流方向、程度等。超声增强剂直接外渗到心包腔内
或心腔外无回声区可提示心脏破裂，室间隔穿孔时右心造影
可见右心室内负性造影区（图 4-3-10）。

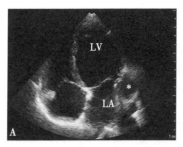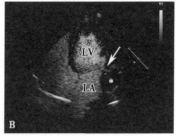

图 4-3-10 外伤室壁破裂假性室壁瘤形成灰阶及超声造影二维图像
A. 心尖四腔心切面显示左房室环外侧囊状无回声区（星号示）；B. 超声造影显示左心室内超声增强剂经细小破口（箭头示）进入无回声区（星号示），结合患者外伤史，诊断为假性室壁瘤。LA. 左心房；LV. 左心室。

4. 鉴别诊断

本病应与真性室壁瘤、心尖球囊综合征、心包囊肿、渗出性心包出血等进行鉴别。真性室壁瘤常有心肌梗死病史，瘤壁内有完整的心内膜，瘤颈较宽大。心尖球囊综合征多见于发病前有应激事件的绝经后女性，冠状动脉造影正常，室壁瘤呈可逆性。心包囊肿的囊壁菲薄光滑，心室壁连续性和结构完整，心包囊肿与心腔不相通。渗出性心包出血与抗血小板、抗凝药物应用有关，无明确心肌破裂，停用抗血小板、抗凝药物或药物减量后，渗出性心包出血会停止或减少。

5. 临床价值

根据超声检查，结合患者病史和临床表现，尤其是出现新发生的心脏杂音和 / 或心力衰竭，超声医师应对心脏破裂迅速准确作出诊断并报告危急值。超声检查简便易行，能够对心脏损伤部位、范围、性质和程度作出准确判断，对血流动力学改变及分流作出准确定量分析，为临床治疗决策提供及时、安全、实时、必要的诊断信息,避免盲目处置而延误抢救时间。

推荐阅读资料

[1] 王新房,谢明星.超声心动图学.5版.北京:人民卫生出版社,2016.

[2] 杨斌,孙红光,张丽娟.超声危急值.北京:科学技术文献出版社,2019.

[3] 张宇虹.超声科速查.北京:人民卫生出版社,2020.

第四节 心脏游离血栓

1. 定义

心脏游离血栓是指心腔内完全游离漂浮或大部分游离、附着点小或疏松、活动度较大的血栓。心脏游离血栓可随心动周期进入主动脉或肺动脉。左心系统游离血栓进入主动脉后可引起脑动脉、肾动脉、肢体动脉等栓塞缺血,常继发于心房颤动、风湿性心脏病二尖瓣狭窄等左心房和左心耳血流淤滞形成的血栓,以及急性心肌梗死、扩张型心肌病、重症心肌炎等左心室局部或整体收缩功能减低、心内膜损伤形成的血栓。部分血栓可见于人工瓣膜置换术后。右心系统游离血栓相对少见,多来源于体循环,常继发于下肢深静脉血栓、起搏器植入术后、中心静脉置管后形成的血栓,可引起肺动脉栓塞。极少部分心力衰竭、心房颤动患者,双心室或心房均可出现血栓。

2. 临床表现

心脏游离血栓的临床表现根据形成血栓的原发病因、血栓大小和栓塞部位不同而有所不同。较小的游离血栓可能无明显临床症状,主要表现为原发基础疾病的症状;较大的游离血栓可表现为心慌、胸闷、气短、呼吸困难等。查体的阳性体征包括心率增快,呼吸急促或其原发疾病和游离血栓脱落后的相应体征。心脏游离血栓应注意凝血功能有无异常,D-二聚体有无升高,与感染性心内膜炎赘生物鉴别时需进行血培养。

3. 超声表现

（1）二维超声：心腔内出现低回声或稍高回声,新鲜血栓可以表现为囊性无回声,可随心动周期在心腔内移动。左心系统血栓常位于左心室心尖部或左心房内,通常伴有血栓所在心腔的扩大、心肌收缩运动减弱和腔内云雾状自发性显影;右心系统血栓早期心腔未见明显增大,右心房血栓常见与下腔静脉血栓相延续,偶见骑跨于三尖瓣或房间隔卵圆窝处血栓（图 4-4-1～图 4-4-3）。

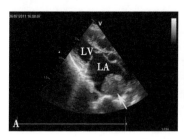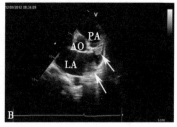

图 4-4-1　左心房及左心耳血栓声像图

A. 为胸骨旁长轴切面,左心房可见低回声血栓;B. 为大动脉根部短轴切面,左心房和左心耳均可见血栓。LA. 左心房;LV. 左心室;AO. 主动脉;PA. 肺动脉;黄色箭头标识为左心房和左心耳血栓。

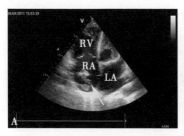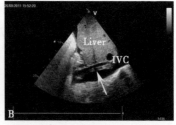

图 4-4-2 右心房和下腔静脉血栓声像图

A. 为心尖四腔心切面，右心房可见条状不规则血栓活动度较大；B. 为肝左叶纵切下腔静脉长轴切面，可见下腔静脉内条状血栓。RA. 右心房；LA. 左心房；RV. 右心室；IVC. 下腔静脉；Liver. 肝脏；黄色箭头分别标识为右心房和下腔静脉血栓。

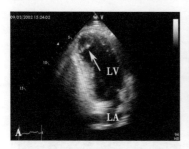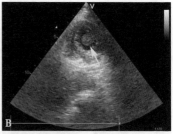

图 4-4-3 左心室心尖部血栓声像图

A. 为心尖两腔心切面，心尖部不规则血栓；B. 为心尖短轴切面，心尖部圆形血栓。LA. 左心房；LV. 左心室；黄色箭头标识为左心室心尖部血栓。

（2）彩色多普勒：血栓所在部位可见血流充盈缺损。较大的左心房血栓致二尖瓣口梗阻时可有前向五彩高速血流信号；左心室血栓周边心腔血流信号暗淡；肺动脉主干或左右分支部分血栓梗阻时也可见血流充盈缺损（图 4-4-4）。

（3）脉冲多普勒：血栓未致明显梗阻时，心腔瓣口脉冲多普勒未见明显变化；血栓引起前向血流梗阻时，可探及高速血流频谱，血流阻力增加，加速时间（AT）缩短，减速时间（DT）延长（图4-4-5）。

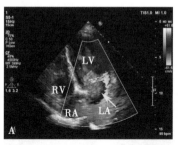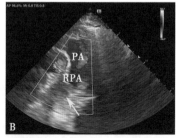

图4-4-4 心腔血栓彩色多普勒声像图

A.为心尖四腔心切面，左心房血栓（黄色箭头）随心动周期往返运动于二尖瓣口和左心房内，彩色多普勒示血栓处血流充盈缺损，周边二尖瓣口可见五彩高速血流信号；B.为大动脉根部短轴切面，右肺动脉起始部可见低回声充填，有一定活动度，彩色多普勒显示血栓处血流充盈缺损（黄色箭头）。RA.右心房；RV.右心室；LA.左心房；LV.左心室；PA.肺动脉；RPA.右肺动脉。

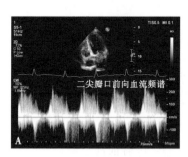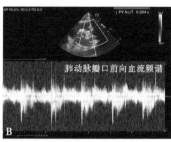

图4-4-5 左心房血栓和肺动脉血栓栓塞频谱多普勒声像图

A.与图4-4-4A为同一病例，二尖瓣口大部分被血栓堵塞引起部分机械性梗阻，二尖瓣血流频谱显示前向流速增快；B.与图4-4-4B为同一病例，右肺动脉起始部栓塞患者，主肺动脉血流频谱显示加速时间（AT）缩短，约为94ms。

（4）心肌声学造影：心肌灌注显像有利于区分心脏血栓和肿瘤性病变，心脏血栓内常未见明显造影剂灌注，良性肿瘤造影剂灌注稀疏，恶性肿瘤可见较丰富的造影剂灌注（图4-4-6）。

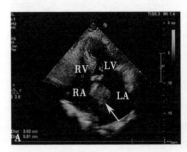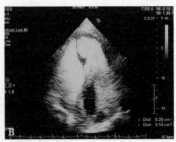

图4-4-6 左心房血栓二维灰阶及心肌造影声像图

A. 为心尖四腔心切面，该病例为心房颤动患者，左心房明显增大，近房间隔面可见较大低回声附着，随心动周期有一定活动度；B. 与分图A为相同心尖四腔心切面，心肌声学造影显示左心房低回声内未见明显造影剂灌注。RA. 右心房；RV. 右心室；LA. 左心房；LV. 左心室；黄色箭头标识为左心房血栓。

4. 鉴别诊断

本病首先应与心脏肿瘤进行鉴别。

心脏肿瘤大部分为继发，多起源于其他部位肿瘤转移而来，如肺癌、乳腺癌、淋巴瘤、胃肠道肿瘤、黑色素瘤、肝癌、肾癌等，转移至右心较多见。右心房肿瘤应常规探查下腔静脉，有时可追踪到原发灶；左心房肿瘤需仔细探查肺静脉入口附近有无占位。心脏恶性肿瘤超声表现为形态不规则，边界不光整，回声不均匀，基底较宽，与正常心肌界限不清；几乎不活动；常有明显周围侵犯征象；多数伴心包积液；彩色多普勒血流成像常可探及较丰富的血流信号；心肌声学造影可见较丰富的造影剂灌注。

心脏原发肿瘤大部分为良性肿瘤，常见为黏液瘤、脂肪瘤、乳头状弹性纤维瘤等。黏液瘤以中年女性多见，好发于左心房，其次也见于右心房。超声表现为较规则团状回声附着于房间隔中部卵圆窝附近，随心动周期活动幅度较大，可造成房室瓣梗阻。脂肪瘤多见于成人，无明显性别差异，好发于房间隔及房室沟，其次为右心房和左心室，多为单发。超声表现为类圆形高回声团块，多无蒂，无明显运动，可位于心包膜下、心肌内，也可位于心内膜下。乳头状弹性纤维瘤多见于中老年人，好发于主动脉瓣，其次为二尖瓣和左心室，多为单发。超声表现为较小的类圆形高回声有细小蒂连于瓣膜或房室壁，活动幅度较大。一般无明显的瓣膜损害及血流动力学异常，但可脱落后形成栓塞。

心腔内活动度较大的不规则异常回声还应与感染性心内膜炎赘生物相鉴别。典型的感染性心内膜炎常有发热病史，超声表现为瓣膜病变较重，重度关闭不全或狭窄，瓣膜上赘生物形成，随瓣膜活动度较大，部分合并瓣膜或瓣周脓肿，常有血培养阳性。

5. 临床价值

根据超声特征，结合患者病史和临床表现，超声医师应对心腔游离血栓迅速作出准确诊断并报告危急值。超声可以确定存在较大栓塞风险的血栓，其危险因素包括血栓体积较大、具有一定活动性、附着基底窄以及突向心腔等。另外，可根据血栓回声变化提示血栓发生发展过程或病理变化过程。同时应对原发病因、病变程度、有无并发症等作出判断，为临床医师制订治疗方案提供重要依据,并可以用于治疗后随访。

推荐阅读资料

[1] 杨斌,孙红光,张丽娟. 超声危急值. 北京:科学技术文献出版社, 2019.

[2] 菲根鲍姆,阿姆斯特朗,里安. 菲根鲍姆超声心动图学. 王志斌, 译. 北京:人民卫生出版社,2009.

[3] 王新房,谢明星. 超声心动图学. 5 版. 北京:人民卫生出版社, 2016.

第五节 瓣膜置换术后卡瓣

1. 定义

卡瓣是指心脏瓣膜置换术后人工瓣(多数为机械瓣,少数为生物瓣)瓣叶活动完全或部分受限,导致瓣口不同程度急性或慢性狭窄或反流,是瓣膜置换术后的一种少见但可能致命的危急并发症。原因多为血栓形成、血管翳、赘生物以及残余组织或缝线断裂等。

2. 临床表现

临床症状包括突然出现的心悸、胸闷、气促、烦躁不安、心率增快、血压下降、脉搏细弱、全身湿冷等,常可出现急性左心衰竭、肺水肿、心源性休克,甚至心搏骤停。查体主要阳性体征包括瓣膜活动音减弱、消失或出现新的杂音。

3. 超声表现

(1)二维超声:人工瓣瓣叶活动幅度减小(瓣叶开放时与瓣环平面夹角明显小于正常)或固定;瓣叶、瓣环增厚,表面回声不光滑甚至有异常回声附着(图4-5-1~图4-5-3)。

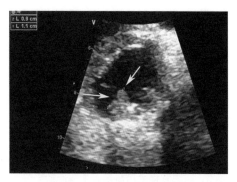

图 4-5-1 瓣膜置换术后显示人工瓣血栓形式声像图
主动脉瓣位机械瓣瓣叶处不均质低回声附着（血栓形成、箭头所示）。

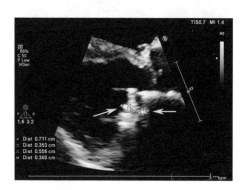

图 4-5-2 瓣膜置换术后显示人工瓣血栓形式声像图
二尖瓣位机械瓣瓣叶处可见两处高回声附着（血管翳、箭头所示），瓣叶开放受限。

（2）彩色多普勒：通过瓣口的彩色血流束变细；血流束与瓣环平面夹角明显小于正常；瓣口出现异常反流束（图 4-5-4）。

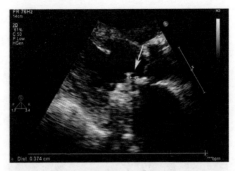

图 4-5-3 瓣膜置换术后显示人工瓣活动受限声像图
二尖瓣位机械瓣瓣叶开放幅度明显变小。

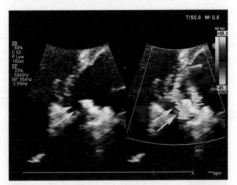

图 4-5-4 瓣膜置换术后卡瓣彩色多普勒声像图
二尖瓣位机械瓣瓣口血流束变细,局部呈五彩状(箭头所示)。

(3)脉冲多普勒:瓣口血流峰值及平均流速、压差明显高于正常;瓣口面积小于正常(图4-5-5)。

4. 鉴别诊断

本病在临床上虽少见,但致死率较高,诊断时需与患者 - 人工瓣膜不匹配进行鉴别。卡瓣的原因多为血栓、血管翳或赘生物等,且瓣叶开放幅度减小。而患者 - 人工瓣膜不匹配

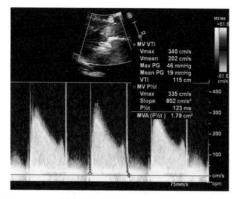

图 4-5-5 瓣膜置换术后卡瓣频谱多普勒声像图

二尖瓣位机械瓣瓣口处流速明显增快,跨瓣压差明显增大,V_{max} 为 340cm/s。

的原因为人工瓣膜型号与患者不匹配,或原来两者匹配,后由于患儿生长而逐渐失匹配,导致瓣口面积相对较小,但瓣叶光滑、开放幅度仍为正常。

5. 临床价值

根据二维和多普勒超声检查,结合患者临床表现,超声医师应对瓣膜置换术后卡瓣迅速准确作出诊断并报告危急值,为临床医师进行紧急救治提供依据。

推荐阅读资料

[1] 王新房, 谢明星. 超声心动图学. 5 版. 北京: 人民卫生出版社, 2016.

[2] FARAZ M, ROBINA M, FEROZE M, et al. Intraoperative echocardiographic assessment of prosthetic valves: A practical approach. J Cardiothorac Vasc Anesth, 2018, 32(2): 823-837.

[3] SELMA C, GILBERT H, TIFFANY C, et al. Multimodality imaging for prosthetic valves evaluation: Current understanding and future directions. Prog Cardiovasc Dis, 2022, In press.

第五章 血管超声危急值

第一节 主动脉夹层

1. 定义

主动脉夹层是指各种原因引起的主动脉壁滋养血管破裂出血或内膜撕裂,导致主动脉中层血肿,继而内膜和中层剥离并形成真腔和假腔的急性心血管病。根据破口位置及手术需求可将主动脉夹层分为 A、B 两种类型,A 型内膜破口位于升主动脉,B 型破口位于左锁骨下动脉开口以远段。血肿可沿主动脉长轴纵向扩展,若累及主动脉瓣口可导致瓣环口扩大,主动脉瓣关闭不全;主动脉外膜破裂大出血可发生心脏压塞、左侧血胸、纵隔及腹膜后积血及失血性休克;若向内破入主动脉腔,可形成入口、出口双通道主动脉(两者之间可有单个或多个交通口),病变倾向稳定;若累及腹部内脏动脉则可出现胃肠道缺血和 / 或急性肾功能不全。

2. 临床表现

临床表现因夹层累及的部位、范围、有无主动脉分支血管受累、有无主动脉瓣膜关闭不全及主动脉外膜破裂等而不同。最突出的症状为突发的、剧烈的胸背部或腹部撕裂样疼痛,呈持续性,并可随病变进展出现疼痛部位的转移。主动脉瓣膜关闭不全是 A 型夹层的严重并发症,表现为主动脉瓣区闻及舒张期杂音,重度主动脉瓣膜关闭不全可导致急性左心衰竭,出现呼吸困难、胸痛、咳粉红色痰等。多数主动脉夹层患者可伴有高血压。此外,患者还可能出现内脏及肢体缺血症状,如肾脏缺血可出现少尿、血尿,甚至肾功能损害。一旦主动脉破裂,可出现心脏压塞,听诊心音遥远;如破入左侧胸腔,叩诊呈实音。

实验室检查:红细胞、血红蛋白和血细胞比容降低,白细胞计数增高,血尿素氮(BUN)和肌酐(Cr)升高。可出现转氨酶(谷丙转氨酶、谷草转氨酶)升高,由于凝血因子被大量消耗,可出现凝血酶原时间(PT)延长和纤维蛋白降解产物增高,血小板计数减少等。

3. 超声表现

(1)二维超声:典型的表现为主动脉明显增粗,主动脉腔内可见撕脱的内膜随心动周期飘动,把主动脉分为真假两个腔(图5-1-1)。部分患者可累及内脏动脉导致缺血。

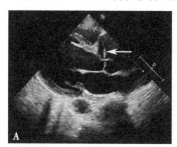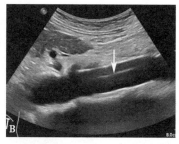

图 5-1-1 主动脉夹层二维灰阶超声图

A. 主动脉增宽,管腔内撕裂的内膜呈线状回声(白箭头所示);B. 腹主动脉管腔内撕裂的内膜呈线状回声(白箭头所示),将腹主动脉分为真假两个腔。

(2)彩色多普勒:主动脉管腔分为两个腔,真腔内可见高速明亮的血流信号,假腔内可见色彩暗淡的血流信号,部分假腔血流信号可反向(图5-1-2A),若累及主动脉根部则可导致主动脉瓣反流（图 5-1-2B）。若假腔内血栓形成，则无血流信号显示。若累及腹主动脉，起自真腔的内脏动脉血流色彩明亮，起自假腔的内脏动脉血流色彩暗淡，部分内脏动脉可由真腔及假腔双供血。

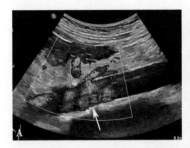 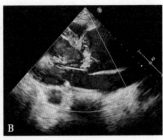

图 5-1-2　主动脉夹层彩色血流成像

A. 腹主动脉血流为两个腔，真腔内可见高速明亮的血流信号（蓝色箭头），肠系膜上动脉起自真腔，假腔内可见色彩暗淡的血流信号，且血流信号反向（白色箭头）；B. 主动脉根部血流为两个腔，可见主动脉瓣环下反流信号。

（3）脉冲多普勒：真腔内血流速度较快，频谱多为湍流频谱（图 5-1-3A）；假腔流速缓慢（图 5-1-3B），甚至不能探及血流信号。

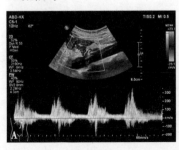 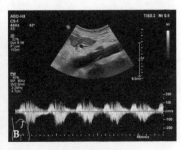

图 5-1-3　主动脉夹层频谱多普勒超声成像

A. 真腔流速快，PSV：356cm/s，为湍流信号；B. 假腔流速相对较慢，PSV 137cm/s，为以反向血流为主的湍流信号。

4. 鉴别诊断

（1）急性心肌梗死：急性心肌梗死的胸痛表现为初期不剧烈，有逐渐加重及减轻后再加剧的特点，且较少向胸部以下扩散。血压一般偏低，超声心动图可探及左室壁运动不协调，受累部位的室壁运动幅度减弱甚至消失，而主动脉无异常发现。

（2）其他原因导致的主动脉瓣关闭不全：感染性心内膜炎导致主动脉瓣膜穿孔及主动脉窦瘤破裂都可导致主动脉瓣关闭不全伴急性左心功能不全。但以上两种病变均无主动脉内膜撕裂表现。感染性心内膜炎超声可见主动脉瓣膜增厚，回声增强，瓣膜表面可见赘生物附着，且随心动周期运动。

（3）急腹症：当夹层累及腹主动脉及其分支时可出现急腹症表现，需要与肠系膜动脉栓塞、急性胆囊炎、肾绞痛或消化道溃疡等鉴别。这些急腹症可出现相应的超声表现，但主动脉无异常，再结合超声心动图不难鉴别。

5. 临床价值

主动脉夹层是一种极其严重的心血管突发急症，是威胁生命的危急型血管病变，需由多个学科共同干预处理。正确诊断并确定破口位置及分型尤为重要。超声医师应根据临床表现，如有突发的、剧烈的胸背部或腹部撕裂样疼痛，应注意主动脉有无夹层，进一步应对病变部位和范围进行定位，为临床治疗提供重要依据。

推荐阅读资料

[1] 国家卫生计生委能力建设和继续教育中心. 超声医学专科能力建设专用初级教材：心脏和血管分册. 北京：人民卫生出版社，2016.

[2] 陆信武，蒋米尔. 临床血管外科学. 5 版. 北京：科学出版社，2018.

[3] 吕国荣，柴艳芬. 急重症超声诊断学. 北京：人民卫生出版社，2019.

第二节 主动脉瘤破裂

1. 定义

主动脉瘤为主动脉局部永久性扩张，其直径较正常管径增大 50% 以上。主动脉瘤一般发生在主动脉窦、升弓部、弓降部以及腹主动脉，发生在主动脉窦部的动脉瘤易引起主动脉瓣环扩张。65% 以上的主动脉瘤发生在腹主动脉。主动脉瘤的形态分为梭形或囊状。当主动脉瘤直径达 5.5～6.0cm 时，发生破裂的可能性增加。主动脉瘤破裂常导致死亡。较小的动脉瘤需要定期随访。

主动脉瘤在老年人中比较常见，其主要原因是高血压、动脉粥样硬化、狭窄后扩张、囊性中层坏死、结缔组织疾病（如马方综合征）等。

2. 临床表现

大部分主动脉瘤无明显临床症状。部分由于瘤体增大而引起周围器官的受压症状，升主动脉瘤患者常出现因主动脉瓣反流而引起的心力衰竭症状。较大的主动脉瘤可发生主动脉瘤破裂导致死亡，或主动脉内膜撕裂引起主动脉夹层，出现胸、腹、背部疼痛。当腹主动脉瘤破裂时，只有 50% 患者出现典型腹部或者背部疼痛、高血压和腹部搏动包块三联征，血肿是腹主动脉瘤破裂的征象。瘤腔内血栓形成时，血栓脱落可引起远心端动脉急性栓塞症状。

3. 超声表现

（1）二维超声：病变处主动脉呈梭形或囊状扩张，超过正常管径的 1.5 倍以上，腹主动脉局部扩张管径大于 3cm。主动脉窦及升主动脉瘤可累及主动脉瓣环。当主动脉瘤合并附壁血栓形成时,瘤腔内血栓呈同心圆或偏心状中等或低回声团块附于扩张的管壁上。升主动脉及胸主动脉瘤破裂以主动脉夹层及壁内血肿多见,腹主动脉破裂可见动脉周围血肿回声,呈低回声或无回声团块(图5-2-1~图5-2-4)。

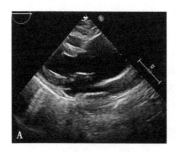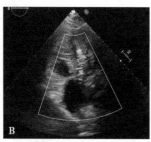

图5-2-1 马方综合征患者二维超声影像

A. 胸骨旁长轴切面,主动脉窦部及升主动脉扩张,累及主动脉瓣环;B. 心尖切面彩色多普勒显示主动脉瓣中度反流。

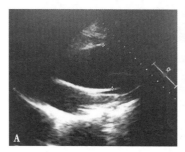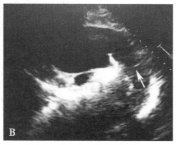

图5-2-2 升主动脉瘤患者,弓降部主动脉夹层支架术后

A. 胸骨旁升主动脉长轴切面,升主动脉瘤,直径57mm;B. 弓降部主动脉内支架回声(箭头)。

(2)彩色多普勒:可见主动脉瘤内彩色血流呈紊乱或涡流状态。合并主动脉瓣关闭不全者,舒张期左室流出道可探及源于主动脉瓣口的反流性血流束,呈红五彩镶嵌色(图5-2-5)。

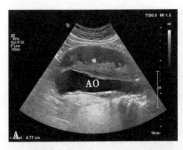
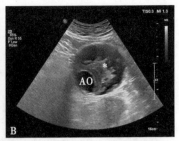

图 5-2-3　剑下切面显示腹主动脉长轴(A)及腹主动脉短轴(B),可见腹主动脉明显增宽,其内可见附壁血栓

AO. 主动脉;*. 所示为附壁血栓。

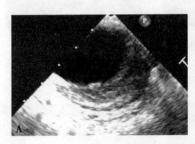
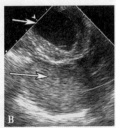

图 5-2-4　经食管超声

A. 显示胸主动脉瘤壁内血肿形成,可见胸主动脉后侧壁呈新月型增厚,回声不均匀;B. 胸主动脉瘤(短箭头)破裂,胸主动脉后方可见低回声实性团块,为血肿及血栓混合物(长箭头)。

(3)脉冲多普勒:主动脉瘤腔内涡流频谱信号,当瘤腔内血栓导致管腔狭窄时可见高速血流频谱信号,管腔闭塞时未见血流频谱信号。

4. 鉴别诊断

与假性动脉瘤及主动脉夹层鉴别。假性动脉瘤在主动脉周围可见类圆形或不规则形状的低回声或无回声区,假腔内可见源于主动脉的高速血流信号,呈往返征象。假腔内可

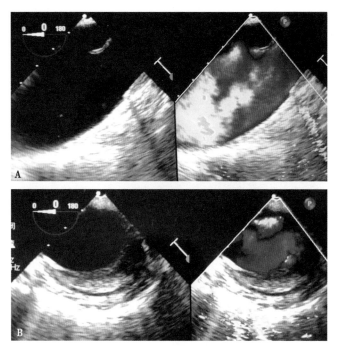

图 5-2-5 经食管彩色多普勒超声影像
A. 显示升主动脉远端动脉瘤形成,瘤腔内血流呈涡流信号; B. 胸主动脉短轴切面显示壁内血肿形成,瘤腔内血流呈红蓝相间的涡流信号显示。

见血栓形成或与周围组织形成实性低回声团块。主动脉夹层是主动脉内膜撕脱,将主动脉分隔成真腔及假腔,二者之间可见破裂口,真腔内为主动脉的前向血流信号,假腔内血流速度减低,其内可见血栓形成。

5. 临床价值

超声检查具有无创性、简便快捷、重复性好的特点,是筛查和 / 或诊断主动脉瘤的首选方法。对于确诊主动脉瘤的患者进行随访观察,注意特定相同部位的测量,观察主动脉瘤的增长率。对于升主动脉及胸主动脉直径测量建议采取前缘 - 前缘的方式,腹主动脉采取外径的方式测量。当主动脉瘤进展性增大,或引起继发病变时,报告危急值,避免主动脉瘤破裂。此外,应快速识别腹主动脉瘤破裂及动脉周围血肿,并报告危急值,尽快手术治疗。

推荐阅读资料

[1] 佩莱里诺,波拉克. 血管超声经典教程:第 6 版. 温朝阳,童一砂,译. 北京:科学出版社,2017.

[2] OH J K,SEWARD J B,TAJIK A J. The Echo Manual. 3rd ed. Philadelphia: Lippincott Williams & Wilkins,2006.

[3] ARMSTRONG W F,RYAN T. Feigenbaum's Echocardiography.7th ed. Philadelphia: Wolters Kluwer Health/Lippincott Williams & Wilkins,2010.

[4] LANG R M,GOLDSTEIN S A,KRONZON I,et al. ASE's Comprehensive Echocardiography. 3rd ed. Philadelphia: Elsevier Inc.,2022.

第三节 急性上下肢动脉栓塞

1. 定义

急性上下肢动脉栓塞是指栓子自心脏或近心端动脉壁脱落,或自外界进入动脉,随动脉血流到达并停留在管径与栓子大小相当的动脉内,引起受累动脉供应区组织急性缺血。心源性外周动脉栓塞常继发于心肌梗死、感染性心内膜炎或心律失常,心外动脉来源栓子多源于主动脉。

2. 临床表现

肢体动脉栓塞的临床表现根据阻塞的部位和程度有所

不同。典型临床表现为患侧肢体突然出现疼痛、厥冷、麻木、运动障碍。查体的主要阳性体征包括患侧肢体皮肤苍白、病变段及病变以远段动脉搏动消失。

3. **超声表现**

（1）二维超声：动脉管腔内不均质偏低回声，有时可见不规则强回声斑块，有时于栓塞近心端可见血栓头漂浮（图 5-3-1，图 5-3-2）。

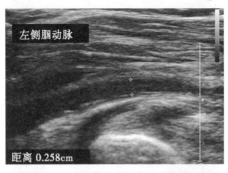

图 5-3-1 急性外周动脉栓塞灰阶声像图
左侧腘动脉管腔内显示低回声。

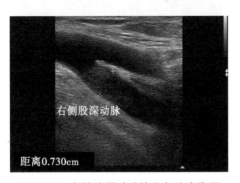

图 5-3-2 急性外周动脉栓塞灰阶声像图
右侧股深动脉起始段管腔内低回声充填。

（2）彩色多普勒：完全栓塞时，彩色血流于栓塞部位突然中断；不完全栓塞时，彩色血流呈不规则细条状或细线状（图5-3-3，图5-3-4）。

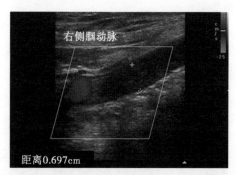

图5-3-3 急性外周动脉完全栓塞彩色多普勒声像图
右侧腘动脉管腔内中低回声充填，彩色多普勒显示栓塞处血流完全中断。

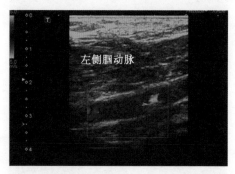

图5-3-4 急性外周动脉不完全栓塞彩色多普勒声像图
左侧腘动脉管腔内显示低回声，彩色多普勒显示栓塞处
血流充盈缺损，呈不规则细条状。

（3）脉冲多普勒：完全栓塞时，栓塞段不能测及血流频谱；不完全栓塞时，可测及异常血流频谱。栓塞远心端的动

脉一般为单向低速低阻血流。在栓塞近心端动脉,血流阻力增加,可能由三相波变为双相波形(图5-3-5)。

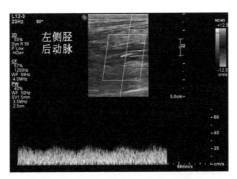

图5-3-5 急性外周动脉栓塞远心端动脉频谱多普勒声像图
左侧腘动脉栓塞,下游左侧胫后动脉频谱多普勒显示血流速度及阻力减低,呈小慢波改变。

4. 鉴别诊断

本病应与四肢动脉血栓形成进行鉴别,后者是在原有动脉病变(动脉硬化、动脉炎、动脉瘤等)基础上发展而来,故合并原有病变相应的声像图表现:动脉硬化闭塞症老年人多见,四肢动脉内膜毛糙、增厚,内壁可见大小不等的强回声斑块;动脉炎青壮年多见,管壁全层增厚,很少出现钙化斑块;动脉瘤临床表现为动脉行经部位搏动性包块,包括真性动脉瘤、假性动脉瘤,有相应的声像图表现。此外,急性动脉栓塞起病急骤,而动脉硬化、动脉炎等患者既往多有慢性肢体缺血的症状。

急性四肢静脉血栓形成时可引起动脉反射性痉挛,出现肢体皮肤苍白、病变远段动脉搏动减弱等表现,与本病相似。可通过超声显示静脉内血栓及血流异常与本病鉴别。

5. 临床价值

根据二维和多普勒超声表现,结合患者临床表现,超声医师应对急性上下肢动脉栓塞迅速准确作出诊断并报告危急值。同时应对病变部位和范围进行定位,对临床医师手术取栓提供重要依据。

推荐阅读资料

[1] 张武. 现代超声诊断学. 2 版. 北京:科学技术文献出版社,2019.

[2] 郭万学. 超声医学. 6 版. 北京:人民军医出版社,2015.

[3] 佩勒里托,宝莱克. 血管超声经典教程:第 7 版. 温朝阳,华扬,童一砂,译. 北京:科学出版社,2021.

[4] 杨斌,孙红光,张丽娟. 超声危急值. 北京:科学技术文献出版社,2019.

55检